SURYA A.R
JOHN ROSHAN. T
ADERSH G.A

OCLUSÃO DO IMPLANTE

SURYA A.R
JOHN ROSHAN. T
ADERSH G.A

OCLUSÃO DO IMPLANTE

ScienciaScripts

Cover image: www.ingimage.com

This book is a translation from the original published under ISBN 978-620-7-65269-3.

Publisher:
Sciencia Scripts
is a trademark of
Dodo Books Indian Ocean Ltd. and OmniScriptum S.R.L publishing group

120 High Road, East Finchley, London, N2 9ED, United Kingdom
Str. Armeneasca 28/1, office 1, Chisinau MD-2012, Republic of Moldova, Europe
Printed at: see last page
ISBN: 978-620-7-93166-8

ÍNDICE DE CONTEÚDOS

CAPÍTULO 1

INTRODUÇÃO

A implantologia dentária tornou-se uma parte integrante da medicina dentária reconstrutiva. O tratamento com implantes tornou-se o tratamento de eleição e a opção de tratamento mais desejável para substituir dentes em falta em pacientes parcial ou totalmente desdentados. Os implantes dentários têm características biológicas e biomecânicas diferentes das dos dentes naturais. A oclusão no implante é um dos critérios mais importantes[1].

A escolha do esquema oclusal para próteses implanto-suportadas é vasta e frequentemente controversa. Quase todos os conceitos são baseados naqueles desenvolvidos com a dentição natural e são transpostos para os sistemas de suporte de implantes com algumas modificações. A razão provável para esta prática é a semelhança (durante o movimento mandibular) na velocidade, o padrão de movimento e os músculos operacionais que são utilizados por pacientes com implantes e aqueles com dentição natural[2]. Para além disso, foi estabelecido que o sucesso clínico e a longevidade dos implantes podem ser alcançados através de uma oclusão controlada biomecanicamente[3]. Isto implica que a oclusão fornecida deve seguir princípios mecânicos sólidos, direcionar as forças predominantemente ao longo do eixo longo do corpo do implante e minimizar as forças descentradas. O mesmo deve ter como objetivo transmitir e melhorar a estabilidade biológica.

No entanto, existem algumas diferenças inatas entre os dentes naturais e os implantes, que devem ser consideradas aquando da restauração dos implantes. Os dentes naturais estão associados a uma elevada consciência oclusal (propriocepção) de cerca de 20 μm. A propriocepção oclusal é baixa nos implantes. Por exemplo, entre um dente e um implante a propriocepção é de cerca de 48 μm; entre dois implantes é de cerca de 64 μm; e entre um dente e uma sobredentadura suportada por implantes é de cerca de 108 µm[4,5].

A falta de propriocepção e a ausência de absorção de choque periodontal estão frequentemente associadas a uma maior força de impacto com uma prótese suportada por implantes do que com uma prótese suportada por dentes[6,7]. Para além da propriocepção, a presença do ligamento periodontal como amortecedor de choque num dente natural provoca uma intrusão apical de cerca de 28 µm e um movimento lateral de cerca de 50-108 µm. No caso de uma carga semelhante a atuar sobre um implante, não se observa qualquer movimento inicial e o movimento apical retardado observado é de cerca de 10-50 µm. O mesmo pode ser atribuído às propriedades viscoelásticas do osso. Além disso, essa carga que actua sobre um implante concentra-se principalmente na crista do implante[4,5].

Em caso de trauma oclusal, a mobilidade pode desenvolver-se tanto num dente como num implante. No entanto, após a remoção do traumatismo, a mobilidade pode ser reduzida ou controlada num dente natural, ao passo que não se nota tal resposta num implante. Em geral, o diâmetro dos dentes naturais é maior do que o diâmetro dos implantes. Além disso, a secção transversal dos implantes é arredondada e o diâmetro é selecionado principalmente de acordo com o osso disponível, e não de acordo com a carga a que se prevê que seja sujeito. A secção transversal da raiz de um dente natural, por outro lado, varia de acordo com a força que tem de suportar. Por exemplo, os dentes anteriores mandibulares têm diâmetros mais largos faciolingualmente, principalmente para resistir às forças durante a protrusão. Da mesma forma, as raízes dos caninos são moldadas para suportar cargas laterais e as dos molares para suportar cargas axiais[8].

A questão dessas diferenças entre os dentes naturais e os implantes levou ao estabelecimento da oclusão protegida por implantes (IPO), cujo crédito é do Dr. Carl Misch e do Dr. MW Bidez[9]. É também designada por oclusão lingulalizada medialmente posicionada e resulta da alteração da relação entre a crista maxilar edêntula e a crista mandibular, devido à reabsorção das cristas edêntulas na direção medial. Como resultado, alguns conceitos únicos estão associados à prótese suportada por implantes e estes constituem as directrizes para a IPO[9].

A sobrecarga oclusal é frequentemente considerada como uma das principais causas da perda óssea peri-implantar e do insucesso das próteses sobre implantes. Pensa-se que os implantes dentários são mais propensos à sobrecarga oclusal do que os dentes naturais, devido à perda do ligamento periodontal, que proporciona absorção do choque, e dos mecanorreceptores periodontais, que proporcionam sensibilidade tátil e feedback propriocetivo do movimento[10]. Estudos sugerem que a sobrecarga oclusal pode contribuir para a perda óssea do implante e/ou perda de osteointegração de um implante integrado com sucesso. Assim, é importante que os clínicos compreendam o papel da oclusão na estabilidade a longo prazo dos implantes. A oclusão é um fator determinante para o sucesso do implante a longo prazo[11].

Atribui-se que a sobrecarga oclusal é uma das principais causas de perda óssea peri-implantar e de fracasso da prótese implanto-suportada. Estudos sugerem que a sobrecarga oclusal pode contribuir para a perda óssea dos implantes e/ou para a perda de osseointegração de implantes integrados com sucesso[12]. As complicações mecânicas nos implantes dentários e nas próteses sobre implantes, tais como o afrouxamento e/ou fratura do parafuso, a fratura da prótese e a fratura do implante, podem ser causadas por sobrecarga oclusal, levando eventualmente a uma longevidade comprometida do implante. Os implantes osteointegrados são anquilosados ao osso circundante sem o ligamento periodontal (PDL) (ao contrário dos dentes naturais), fornecendo mecanorreceptores e função de absorção de choque[13]. Os tecidos peri-implantares podem ser mais susceptíveis à perda de osso da crista pela aplicação de força; isto pode ser indicado quando o osso da crista à volta dos implantes dentários actua como um ponto de fulcro para a ação de alavanca quando é aplicada uma força (momento de flexão). Foi referido que a oclusão controlada biomecanicamente pode alcançar o sucesso clínico e a longevidade dos implantes dentários[14]. Por conseguinte, é essencial que os clínicos compreendam as diferenças inerentes entre dentes e implantes e a forma como as forças (normais/excessivas) podem influenciar os implantes sob carga oclusal.

REFERÊNCIAS

1. Bidez MW, Misch C. Transferência de força em implantologia dentária: conceitos e princípios básicos. O Jornal de implantologia oral. 1992 Jan 1;18(3):264-74.

2. Gartner JL, Mushimoto K, Weber HP, Nishimura I, da Dentistry US. Efeito dos implantes osseointegrados na coordenação dos músculos mastigatórios: um estudo piloto. The Journal of prosthetic dentistry. 2000 Aug 1;84(2):185-93.

3. Rangert BO, Krogh PH, Langer B, Van Roekel N. Sobrecarga de flexão e fratura de implantes: uma análise clínica retrospetiva. Revista internacional de implantes orais e maxilofaciais. 1995 May 1;10(3).

4. Kim Y, Oh TJ, Misch CE, Wang HL. Considerações oclusais na terapia com implantes: directrizes clínicas com fundamentação biomecânica. Investigação clínica sobre implantes orais. 2005 Feb;16(1):26-35.

5. Gross MD. Oclusão em implantologia dentária. Uma revisão da literatura sobre determinantes protéticos e conceitos actuais. Jornal dentário australiano. 2008 Jun;53:S60-8.

6. Trulsson M, Gunne HS. Comportamento de agarrar e morder alimentos em seres humanos com falta de receptores periodontais. Journal of dental research. 1998 Abr;77(4):574- 82.

7. Jacobs R, Van Steenberghe D. Avaliação comparativa da função tátil oral através de dentes ou próteses suportadas por implantes. Clinical Oral Implants Research. 1991 Abr;2(2):75-80.

8. Miyata T, Kobayashi Y, Araki H, Ohto T, Shin K. A influência da sobrecarga oclusal controlada nos tecidos peri-implantares. Parte 3: Um estudo histológico em macacos. International Journal of Oral & Maxillofacial Implants. 2000 May 1;15(3).

9. Misch CE, Bidez MW. Oclusão protegida por implantes: uma fundamentação biomecânica. Compendium (Newtown, Pa.). 1994 Nov 1;15(11):1330-2.

10. Koyano K, Esaki D. Oclusão em implantes orais: directrizes clínicas actuais.

Jornal de reabilitação oral. 2015 Feb;42(2):153-61.

11. Sheridan RA, Decker AM, Plonka AB, Wang HL. O papel da oclusão na terapia com implantes: uma revisão abrangente e actualizada. Implantologia. 2016 Dez 1;25(6):829-38.

12. Adell R, Lekholm U, Rockler BR, Brånemark PI. Um estudo de 15 anos de implantes osseointegrados no tratamento de maxilares edêntulos. Revista internacional de cirurgia oral. 1981 Jan 1;10(6):387-416.

13. Schulte W. Implantes e o periodonto. Revista internacional de medicina dentária. 1995 Feb 1;45(1):16-26.

14. Adell R, Eriksson B, Lekholm U, Brånemark PI, Jemt T. Um estudo de acompanhamento a longo prazo de implantes osseointegrados no tratamento de maxilares totalmente desdentados. Jornal Internacional de Implantes Orais e Maxilofaciais. 1990 Dec 1;5(4).

CAPÍTULO 2
OCLUSÃO IDEAL

Definição de Oclusão:

A relação estática entre as superfícies de incisão ou de mastigação dos dentes maxilares ou mandibulares ou de análogos de dentes.

(GPT 9)

Em **1974, Dawson** descreveu os cinco conceitos importantes da oclusão ideal[1].

São eles: -

1. Relação cêntrica: Definição de relação cêntrica (GPT): a relação maxilomandibular em que os côndilos se articulam com a porção avascular mais fina dos respetivos discos, com o complexo na posição anterior posterior contra a forma das eminências articulares. A posição é independente do contacto com os dentes. Esta posição é clinicamente discernível quando a mandíbula é direccionada superiormente e anteriormente. É limitada a um movimento puramente rotativo em torno do eixo horizontal transversal.

2. A orientação anterior deve estar em harmonia com os movimentos da borda do envelope de função.

3. Desoclusão de todos os dentes posteriores em movimentos protrusivos.

4. Desoclusão de todos os dentes posteriores no lado de balanceio.

5. Não interferência de todos os dentes posteriores do lado de trabalho com a orientação anterior lateral ou com os movimentos dos bordos dos côndilos

Cada indivíduo tem um padrão oclusal diferente, no entanto, o padrão adequado pode ser encontrado com base nos critérios de Dawsons. Um ensaio clínico e uma teoria concetual foram relatados por Pameijer et al em 1983 sobre 3 tipos de oclusão que explicam os esquemas oclusais ideais2. São eles a oclusão equilibrada, a oclusão com função de grupo e a oclusão com proteção canina[1,2].

1. Oclusão equilibrada

Definida como o contacto simultâneo dos dentes maxilares e mandibulares à direita e à esquerda e nas áreas oclusais posterior e anterior em posição cêntrica e acêntrica, desenvolvida para diminuir ou limitar a inclinação ou rotação das bases da prótese em relação às estruturas de suporte (GPT). A oclusão de equilíbrio está ausente na dentição natural. Na oclusão equilibrada bilateral, todos os dentes entram em contacto durante a excursão, pelo que é utilizada principalmente no fabrico de próteses completas[3].

A oclusão equilibrada pode ainda ser classificada em 4 tipos: -

1.1. Oclusão unilateral equilibrada

1.2 Oclusão bilateral equilibrada

1.3 Oclusão equilibrada protrusiva

1.4 Oclusão lateral equilibrada

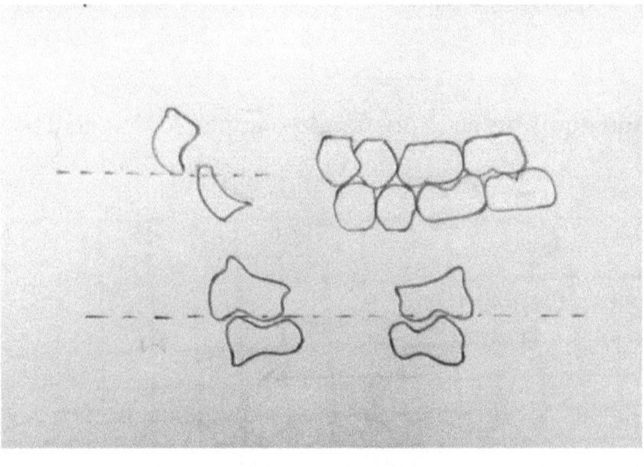

Fig 1: Oclusão equilibrada - mostrando o contacto dos dentes posteriores em relação cêntrica

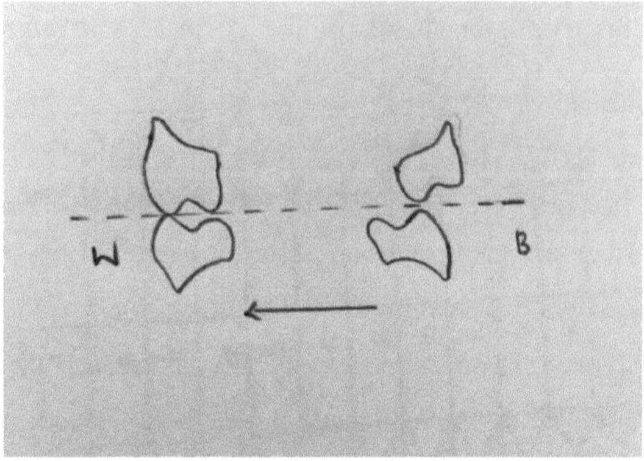

Fig 2: Oclusão equilibrada - mostrando o contacto dos dentes posteriores no lado de trabalho e no lado de equilíbrio durante a excursão lateral

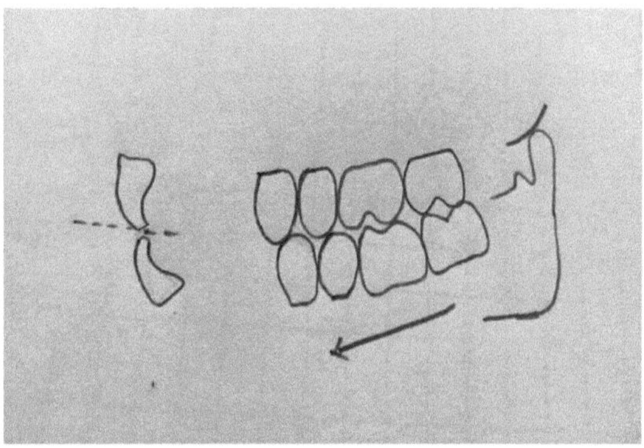

Fig 3: Oclusão equilibrada - mostrando o contacto dos dentes anteriores e posteriores em protrusão

2. **Função de grupo Oclusão**

A oclusão de função de grupo é também conhecida como oclusão unilateral equilibrada. É observada na superfície oclusal dos dentes de um lado, quando estes ocluem simultaneamente com um deslizamento suave e ininterrupto. A função de grupo no lado de trabalho distribui a carga oclusal[1]. A ausência de contactos no lado não funcional impede que esses dentes sejam sujeitos à destruição. Esta destruição foi observada pela primeira vez por Schuyler em 1959[4]. Um estudo efectuado por Beyron et al mostra que a oclusão com função de grupo evita o desgaste excessivo da cúspide cêntrica de suporte, ajudando assim a manter a oclusão[5].

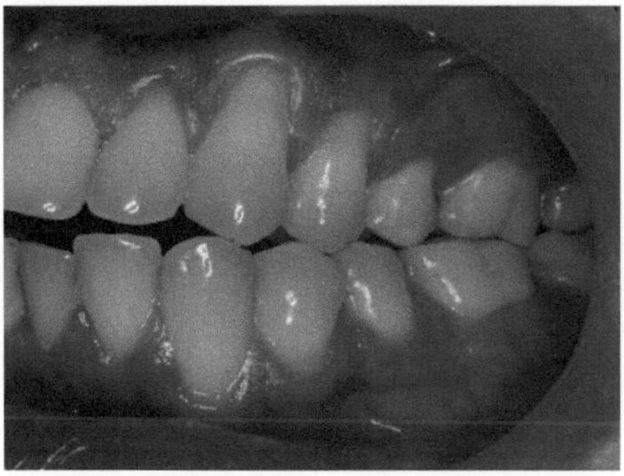

Fig 4: Função de grupo

3. Oclusão protegida canina

É também conhecida como oclusão mutuamente protegida ou oclusão orgânica. Durante os movimentos laterais ou protrusivos, os dentes anteriores maxilares e mandibulares guiam a mandíbula de tal forma que não há contacto oclusal posterior. Isto leva à ausência de desgaste por fricção. Esta oclusão é mutuamente protetora porque os dentes posteriores protegem os dentes anteriores em relação cêntrica; os incisivos protegem os caninos e os posteriores em protrusão, enquanto os caninos protegem os incisivos e os dentes posteriores durante os movimentos laterais[1]. Isto baseia-se unicamente no canino como elemento chave da oclusão, evitando fortes pressões laterais sobre os dentes posteriores[6].

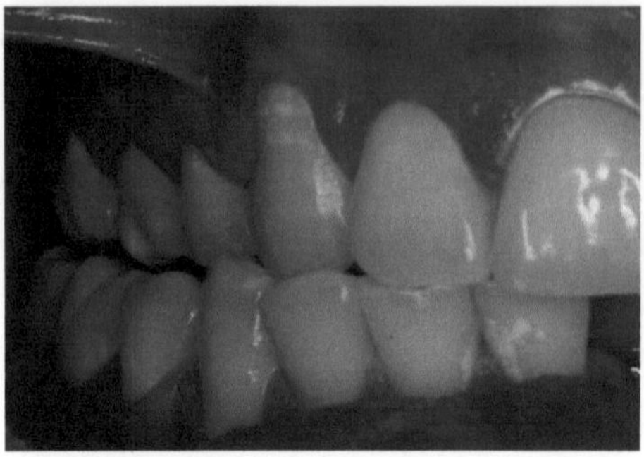

Fig. 5: Oclusão protegida do canino

REFERÊNCIAS

1. Shantanu J, Mohit K, Mukund K, Ramandeep D, Occlusion and occlusal consideration in implantology, Indian J of Dental Advancements, 2(1), 2010, 125-130.

2. Kim Y, Oh TJ, Misch CE, Wang HL. Considerações oclusais na terapia com implantes: directrizes clínicas com fundamentação biomecânica. Investigação clínica sobre implantes orais. 2005 Feb;16(1):26-35.

3. Stuart CE. Articulação dos dentes humanos. D. Items Interest. 1939 Nov;61:1029- 37.

4. SCHUYLER CH. Considerações sobre a oclusão em próteses parciais fixas. Dental Clinics of North America. 1959 Mar 1;3(1):175-85.

5. Beyron, H.L, Oclusão óptima. Dental Clinics of North America, 37, 1969, 537-554.

6. D'AMICO A. Dentes caninos - relação funcional normal dos dentes naturais do homem. J South Calf DA. 1958;26:239-41.

CAPÍTULO 3

DENTE NATURAL VS IMPLANTES

A diferença mais fundamental entre o dente natural e o implante é a sua fixação ou ligação ao alvéolo. Os dentes naturais estão suspensos no alvéolo e ligados ao osso alveolar pelo ligamento periodontal (PDL), enquanto um implante endósseo está diretamente ligado ao osso através da osseointegração (a chamada anquilose funcional)[1]. Esta diferença tem várias implicações no que respeita à biologia, bem como à biomecânica da oclusão. A PDL funciona como um amortecedor de choque para o dente[2]. Além disso, os mecanorreceptores no interior do PDL enviam informações para o sistema nervoso central, permitindo a deteção de cargas oclusais. Um implante, que não possui o PDL, demonstrou uma menor sensibilidade tátil e consciência oclusal[2,4]. Hammerle et al[2] demonstraram que os dentes naturais tinham um limiar médio de sensibilidade tátil 8,75 vezes superior ao dos implantes. Assim, é mais provável que a sobrecarga oclusal seja detectada nos dentes naturais, e não nos implantes, e que provoque um reflexo protetor para diminuir a carga. Devido à presença da PDL, um dente natural tem maior mobilidade fisiológica sob forças oclusais. Um dente natural pode ser deslocado 25 a 100 mm na direção axial e 56 a 150 mm na horizontal[5]. Quando são aplicadas cargas oclusais, a distribuição da tensão diminui ao longo da raiz na direção apical[5,6]. O fulcro do movimento ocorre no terço apical da raiz e o dente pode responder ao movimento através da rotação da raiz[6,7]. O implante dentário está ligado diretamente ao osso, eliminando o espaço para o movimento fisiológico. Ao contrário de um dente, um implante só pode ser deslocado 3 a 5 mm na direção axial e 10 a 50 mm na horizontal[5,2]. Assim, enquanto um dente se pode adaptar ao movimento através de intrusão ou ligeira rotação, a interface implante dentário-osso pode absorver todas as forças. Embora as forças sejam distribuídas uniformemente ao longo do dente natural, as forças concentram-se ao nível da crista óssea que rodeia o implante[5].

Diferenças entre implante dentário e dente natural

DENTES	IMPLANTE
Membrana periodontal amortecedor maior duração da força distribuição da força à volta do dente a mobilidade dentária pode estar relacionada com a força a mobilidade dissipa a força lateral fremitus relacionado com a força alterações radiográficas relacionadas com a força (reversíveis)	Implante ósseo direto maior força de impacto curta duração da força forçar principalmente a crista o implante é sempre rígido (mobilidade é falha) a força lateral aumenta a tensão no osso sem frémito alterações radiográficas na crista - perda óssea (não reversível)
Conceção biomecânica secção transversal relacionada com a direção e a quantidade de tensão módulo de elasticidade semelhante ao do osso disâmetro relacionado com a magnitude da força	Conceção do implante secção transversal redonda e concebido para cirurgia módulo de elasticidade 5 a 10 vezes superior ao do osso cortical diâmetro relacionado com o osso existente
O complexo de nervos sensoriais no interior e à volta do dente, o traumatismo oclusal induz hiperemia e leva à sensibilidade ao frio	Sem nervo sensorial sem sinal precursor de traumatismo oclusal ligeiro
propriocepção (reduzir a força máxima de mordida) menor força de mordida funcional	consciência oclusal de 2 a 5 vezes menos (maior força de mordida máxima funcional) força de mordida funcional 4 vezes maior
Material oclusal (esmalte) desgaste do esmalte, linhas de tensão, abrasão e buracos	Material oclusal (porcelana) nenhum sinal precoce de força
O osso circundante é osso cortical resistente à mudança	O osso circundante é trabecular (pode ser fino) condutor de alterações

(Características em carga8)

Critério	Dente	Implante
1. Força de impacto	Diminuído	Aumento
2. Mobilidade	Variável (dentes anteriores > posteriores)	Nenhum
3. Diâmetro	Grande	Pequeno
4. Secção transversal	Não redondo	Redondo
5. Módulo de elasticidade	Osso cortical	5-10 vezes maior do que o osso trabecular
6. Hiperémia	+	0
7. Movimento ortodôntico	+	0
8. Fremitus	+	0
9. Alterações radiográficas	PDL e osso cortical	0
10.Carregamento progressivo	Desde a infância	Período de carregamento mais curto
11.Desgaste	Mais	Menos
12. consciência oclusal	Elevada deteção de contactos prematuros	Cargas baixas e elevadas para contactos oclusais prematuros
13. Stress	Efeito amortecedor da PDL	Capta o stress em repouso
14. Movimento apical	Intrusão de 28 µm	Nenhum movimento inicial
15. movimento lateral	50-180 µm	10-50 µm

REFERÊNCIAS

1. Buser D, Ruskin J, Higginbottom F, Hardwick R, Dahlin C, Schenk RK. Osseointegração de implantes de titânio em osso regenerado em defeitos protegidos por membrana: A Histologic Study in the Canine Mandible (Estudo histológico na mandíbula canina). Jornal Internacional de Implantes Orais e Maxilofaciais. 1995 Nov 1;10(6).

2. Schulte W. Implantes e o periodonto. Revista internacional de medicina dentária. 1995 Feb 1;45(1):16-26.

3. Hämmerle CH, Wagner D, Brägger U, Lussi A, Karayiannis A, Joss A, Lang NP. Limiar da sensibilidade tátil percebida com implantes dentários endósseos e dentes naturais. Clinical oral implants research. 1995 Jun;6(2):83-90.

4. Jacobs R, van Steenberghe D. Comparação entre próteses suportadas por implantes e dentes relativamente ao nível de limiar passivo. Jornal Internacional de Implantes Orais e Maxilofaciais. 1993 Sep 1;8(5).

5. Sekine H, Komiyama Y, Hotta H, et al. Características de mobilidade e sensibilidade tátil de sistemas de suporte de fixações osseointegrados. In: van Steenberghe D, ed. Tissue Integration in Oral Maxillofacial Reconstruction (Integração de tecidos na reconstrução oral e maxilofacial). Amesterdão, Países Baixos: Excerpta Medica; 1996:32

6. Hillam DG. Tensões no ligamento periodontal. Journal of periodontal research. 1973 Feb;8(1):51-6.

7. Parfitt GJ. Medição da mobilidade fisiológica de dentes individuais numa direção axial. Journal of Dental Research. 1960 maio;39(3):608-18.

8. Jacob SA, Nandini VV, Nayar S, Gopalakrishnan A. Princípios oclusais e considerações para a prótese osseointegrada. J Dent Med Sci. 2013 Jan;3(5):47-54.

CAPÍTULO 4

OCLUSÃO PROTEGIDA POR IMPLANTES

Um dos critérios mais importantes para o sucesso do implante é a sua oclusão. Um esquema oclusal deficiente aumenta as tensões e deformações mecânicas no osso da crista, que actua como um fulcro quando existe uma sobrecarga oclusal. Isto leva a complicações biológicas e mecânicas[1]. As consequências das sobrecargas biomecânicas são a falha precoce do implante, a perda precoce de osso da crista, a falha intermédia a tardia do implante[2,3], o afrouxamento do parafuso[2], a restauração não cimentada, a falha do componente, a fratura da porcelana, a fratura da prótese[2] e a doença periimplantar[3]. Para ultrapassar este problema, reduzir a carga oclusal nociva e estabelecer uma filosofia oclusal consistente, a oclusão protegida por implantes foi proposta pelo Dr. Carl E. Misch, que foi anteriormente apresentada como oclusão lingualizada posicionada medialmente4. O conceito de oclusão protegida por implantes aborda várias condições para minimizar a sobrecarga nas interfaces osso-implante e nas próteses sobre implantes, o que, por sua vez, mantém a carga do implante dentro do limite fisiológico[5]. Os factores que influenciam a oclusão protegida por implantes são apresentados na tabela4 1.

OCLUSÃO PROTEGIDA POR IMPLANTES
1. Eliminação do contacto oclusal prematuro
2. Influência da área de superfície
3. Articulação mutuamente protegida
4. Ângulo de cúspide da coroa
5. Ângulo do corpo do implante em relação à carga oclusal
6. Altura da coroa
7. Cantilever
8. Posição de contacto oclusal
9. Contorno da coroa do implante
10. material oclusal
11. controlo da largura da mesa oclusal
12. o desenho da prótese deve favorecer o arco mais fraco
13. atividade parafuncional
14. tempo de carregamento

1. Eliminação do contacto oclusal prematuro

Os contactos prematuros são definidos como contactos oclusais que desviam a mandíbula de uma trajetória normal de fecho; interferem com o movimento mandibular normal de deslizamento suave; e/ou desviam a posição do côndilo, dos dentes ou da prótese.

Durante a intercuspidação máxima, nenhum contacto oclusal deve ser prematuro. Isto é baseado em:

1.1 Dentes naturais e oclusão com implantes

1.2 Momento do contacto oclusal

A prematuridade oclusal entre a intercuspidação máxima e a oclusão da relação cêntrica deve ser tida em consideração, especialmente nas próteses suportadas por implantes. Isto deve-se ao facto de os implantes não móveis suportarem toda a carga da prótese quando esta entra em contacto com os dentes naturais móveis, pelo que, durante o ajuste oclusal entre os implantes e os dentes naturais, podem ocorrer contactos oclusais prematuros nos implantes, uma vez que os dentes naturais podem afastar-se do cêntrico durante a função[6].

Miyata et al. relataram um estudo em animais, que demonstra uma força excessiva durante o contacto prematuro, causando perda óssea marginal e falha na osteointegração, tendo sido utilizados macacos com diferentes alturas de contacto prematuro neste estudo. Os seus resultados propuseram que, quanto maior o contacto prematuro nas próteses sobre implantes, maior a perda óssea crestal[7]. Além disso, Isidor F também relatou um estudo utilizando macacos, afirmando que a sobrecarga oclusal excessiva durante o contacto prematuro causa uma reabsorção óssea severa da crista e perda de osteointegração[8].

Os padrões de movimento do dente natural e os movimentos do implante são apresentados na tabela 6[,7].

Padrões de movimento dos dentes naturais e movimento do implante (µm) sob carga (1,36 - 2,27 kg)

VERTICAL DIRECÇÃO	DENTES NATURAIS	IMPLANTES
Movimentos dentários iniciais	8-28	0
Dente secundário movimento	3-5	3-5

O ajuste oclusal pode ser efectuado utilizando um papel de articulação fino com menos de 25 µm para avaliar a relação cêntrica do contacto oclusal. Isto é feito para aliviar a coroa do implante, o que leva a um contacto mais pesado com o dente natural adjacente. Uma força oclusal maior é então aplicada ao papel de articulação, estabelecendo regiões de contacto iguais nas coroas suportadas por implantes e nos dentes naturais. O dente pode não voltar à sua posição original durante várias horas após a aplicação de uma força oclusal forte. De seguida, as forças ligeiras nos dentes naturais adjacentes são primeiro equilibradas. O ajuste oclusal dos implantes e dos dentes da arcada oposta também deve ser compensado pelo movimento do dente primário[3].

Dependendo de muitos factores, como a forma do dente, a posição, a geometria das raízes e o tempo decorrido desde a última aplicação de carga, o movimento inicial do dente varia entre 8 μ e 28 μ na direção vertical sob uma carga de 3 lb-5 lb. O movimento secundário do dente é semelhante ao movimento observado nos implantes (3 μ-5 μ)[9] e reflecte a propriedade do osso circundante. Quando os dentes entram em contacto, o movimento intrusivo combinado é de cerca de 56 μ (28 μ +28 μ), mas quando um implante se opõe a um dente natural, ocorre apenas 28 μ de movimento, pelo que, embora o desenho oclusal possa ser ideal, podem ocorrer contactos oclusais prematuros no implante devido à diferença no movimento vertical dos dentes e dos implantes na mesma arcada. A prótese de implante deve apenas tocar e os dentes circundantes na arcada devem apresentar contactos iniciais maiores.1 Assim, nos casos de restaurações de implantes opostas por dentes naturais, o dentista deve utilizar uma força de mordida forte seguida de uma força de mordida leve para diferenciar os contactos oclusais. Forças de mordida pesadas causam depressão dos dentes naturais e posicionam-nos mais perto do implante, permitindo assim uma partilha igual da carga.11 Assim, em próteses implanto-suportadas, durante a máxima intercuspidação e oclusão cêntrica, não deve haver contactos oclusais prematuros[9].

2. Influência da área de superfície

É necessária uma área de superfície suficiente para suportar a carga transmitida à prótese, pelo que, quando um implante com uma área de superfície reduzida é sujeito a um aumento da carga em termos de magnitude, direção ou duração, a tensão e a deformação no tecido interfacial aumentam. Isto pode ser minimizado através da colocação de implantes adicionais na região em causa, aumento do rebordo, redução da altura da coroa ou aumento da largura do implante[10,11].

Bidez et al. relataram um estudo que mostra que as forças distribuídas por 3 pilares resultam em menos stress na crista óssea em comparação com 2 pilares[12]. Misch recomendou o aumento da largura do implante para melhorar a área de superfície. Um aumento de 1 mm na largura pode aumentar a área de superfície em 30% e diminuir a força sobre o osso. Quando a carga é transmitida à prótese, é necessária uma área de superfície suficiente. O mesmo acontece no caso da prótese sobre implante, se a área de superfície for reduzida, haverá um aumento da carga em termos de magnitude, direção ou duração, e a tensão e a deformação no tecido interfacial aumentarão. Bidez et al relataram um estudo em que a força distribuída por 3 pilares produz menos tensão na crista óssea quando comparada com 2 pilares[12].

3. **Articulação mutuamente protegida**

Quando os caninos naturais estão presentes, durante as excursões, permitem que os dentes distribuam a carga horizontal e também que o dente posterior desoclua. Este conceito é conhecido como orientação do canino ou articulação mutuamente protegida. No entanto, não deve haver contacto com a coroa do implante durante a excursão para o lado oposto e também durante a protrusão[13]. A orientação anterior da prótese sobre implante com implante anterior deve ser pouco profunda. Isto porque, quanto mais íngreme for a orientação incisal, maior será a força sobre os implantes anteriores[13]. Weinberg et al. relataram um estudo que afirmava que, a cada 10 graus de alteração no ângulo de oclusão, havia uma diferença de 30% na carga. Por exemplo, se a orientação incisal for de 20 graus, são colocados 100 psi no implante[14].

4. **Ângulo de cúspide da coroa**

A dentição natural tem uma inclinação acentuada da cúspide, ao passo que nos dentes de prótese, a inclinação da cúspide é de 30 %. Verificou-se que a inclinação da cúspide produz um elevado nível de binário. Por cada 10° de aumento na inclinação da cúspide, há um aumento de aproximadamente 30% no torque[6]. Weinberg et al, em 1995, relataram um estudo sobre o torque de um parafuso de ouro, parafuso do pilar e implante. Concluíram que a inclinação da cúspide produz o maior binário, seguida do desvio horizontal do implante maxilar, enquanto a inclinação do implante e o desvio apical do implante produzem um binário mínimo[14]. Kaukinen JA et al relataram um estudo que afirmava que, quando o ângulo da cúspide se torna maior, pode incisar os alimentos de forma mais eficiente, no entanto, à medida que o ângulo da cúspide aumenta, a tensão também aumenta, levando a uma carga angular no osso da crista[15], pelo que não oferece qualquer vantagem, mas aumenta o risco. O contacto oclusal sobre uma coroa de implante deve ser feito numa superfície plana e perpendicular ao corpo do implante. Isto é conseguido aumentando 2 a 3 mm da largura do sulco central nas coroas de implantes posteriores e a cúspide oposta é recontornada para ocluir a fossa central diretamente sobre o corpo do implante[16].

5. **Ângulo do corpo do implante em relação à carga oclusal**

Pode haver um impacto diferente na interface entre o osso e o implante, com base na direção da carga aplicada, mesmo que a magnitude da força seja a mesma; no entanto, o implante foi concebido principalmente para cargas de eixo longo[17]. Em 1970, Binderman apresentou um estudo em que foram avaliados 50 desenhos de implantes endósteos e concluiu que todos os desenhos tinham uma menor sustentação sob uma carga de eixo longo[18]. Quanto maior for o ângulo de carga em relação ao eixo longo do implante, maiores serão as tensões de compressão, tração e cisalhamento, o que conduz à perda óssea e ao insucesso do recrescimento ósseo[19,20]. Quanto maior for o ângulo de carga em relação ao longo eixo do implante, maiores serão as tensões de compressão, tração e cisalhamento, o que conduz à perda de osso e a um recrescimento ósseo mal sucedido. Quer a carga oclusal seja aplicada a um corpo de implante angulado ou uma carga angulada seja aplicada a um corpo de implante perpendicular ao plano oclusal, o risco biomecânico aumenta. Quanto maior for o ângulo da carga, maior será a componente de cisalhamento da carga. Alguns estudos demonstraram que os implantes com uma largura superior a 5 mm não transferem forças adequadas (proteção contra o stress) para o osso de suporte e podem levar à perda óssea por desuso.

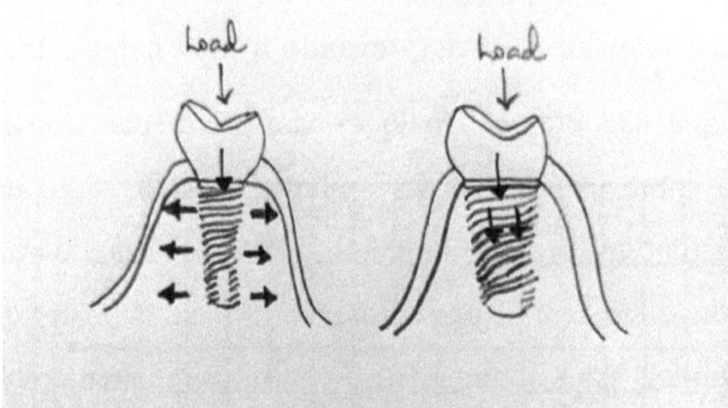

Fig 1: Ângulo do corpo do implante em relação à carga oclusal

6. **Altura da coroa**

A altura da coroa do implante é frequentemente maior do que a coroa anatómica natural. À medida que a altura da coroa do implante se torna maior, o momento crestal com qualquer componente lateral de força também se torna maior[21]. Por conseguinte, qualquer efeito prejudicial de qualquer ângulo de cúspide fracamente selecionado, corpo de implante angulado ou carga angulada para a coroa será ampliado pelas medições da altura da coroa16.

7. **Cantilever**

Os cantilevers com um rácio desfavorável entre a coroa e o implante aumentam a tensão sobre o implante[16]. Isto pode levar à perda óssea peri-implantar e à falha da prótese[21,22]. A magnitude da carga obtida pelos implantes é aproximadamente proporcional ao comprimento dos cantilevers, mas também varia consoante o número de implantes, o espaçamento e a localização[23,24]. Os cantilevers longos estão correlacionados com o aumento da perda óssea crestal num relatório clínico de Lundquist et al em 1988[21].

As coroas em cantilever devem estar livres de contactos nas posições cêntrica e excêntrica. Do mesmo modo, em restaurações de arcada completa, os segmentos cantilever distais devem ser concebidos com uma mesa oclusal mais estreita com contactos oclusais mínimos para reduzir a força sobre o implante.

O cantilever não deve exceder mais de 20 mm e deve ser mantido, na melhor das hipóteses, a menos de 15 mm.16 O cantilever com uma relação desfavorável entre a coroa e o implante aumentará o stress ou a carga sobre o implante, o que levará à perda óssea peri-implantar e ao fracasso da prótese22.

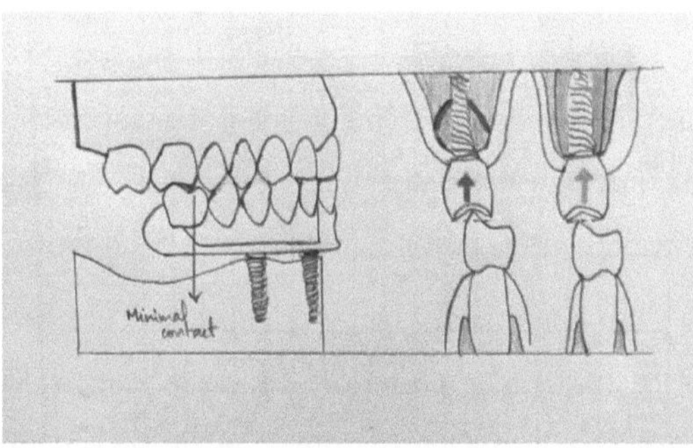

Fig. 2: (A) Contactos oclusais mínimos na porção em cantilever; (B) Mesa oclusal larga - aumento das forças de corte na crista óssea; Mesa oclusal estreita - diminuição das forças de corte na crista óssea.

8. **Posição de contacto oclusal**

A posição do contacto oclusal determina a direção da força, especialmente durante a atividade parafuncional[16]. Em diferentes teorias, o número de contactos oclusais varia. A teoria oclusal de Peter K. Thomas sugere que deve haver um contacto em tripé em cada cúspide oclusal, em cada crista marginal e fossa central, com 18 e 15 contactos oclusais individuais num molar mandibular e maxilar[27], ao passo que o outro esquema de contacto oclusal indica que o número de contactos oclusais para os molares pode ser reduzido.

9. **Contorno da coroa do implante**

Na maxila, a crista edêntula reabsorve gradualmente na direção medial, enquanto na mandíbula posterior, a reabsorção ocorre na direção lingual. O centro do implante é colocado no centro da crista edêntula, porque a crista reabsorve-se lingualmente com a reabsorção, pelo que o implante não é, na maioria das vezes, mantido sob a ponta da cúspide vestibular, mas perto da fossa central ou, mais para a frente, sob a cúspide lingual do dente natural. O tamanho do corpo do implante, que é a dimensão vestibulolingual, é mais pequeno do que o do dente natural[16].

O conceito oclusal mais ideal defendido para restaurações suportadas por implantes é o da articulação mutuamente protegida. Os grupos de dentes posteriores e anteriores protegem-se mutuamente. Na protrusão, apenas os dentes anteriores são controlados pela orientação incisal[28] e existe uma desoclusão uniforme na região posterior, enquanto que na oclusão cêntrica existe intercuspidação dos dentes posteriores e os dentes anteriores estão livres de qualquer contacto.

Nos casos em que um canino saudável está presente, apenas o canino desoclui o resto dos dentes posteriores em excursões laterais[29]. Na prótese sobre implantes, a orientação incisal deve ser tão rasa quanto possível, Weinberg e Kruger[30] observaram que por cada mudança de 10 graus no ângulo de desoclusão, havia uma diferença de 30% na carga. Por isso, todas as excursões laterais que se opõem a próteses fixas ou dentes naturais devem desocluir todos os componentes posteriores. Quanto maior for a altura da coroa, maior será o momento crestal resultante com qualquer componente lateral de força, incluindo as forças que se desenvolvem devido a uma carga angulada. A fossa central de uma coroa de implante deve ter 2-3 mm de largura nos dentes posteriores e ser paralela ao plano oclusal. Os contactos secundários devem permanecer a 1 mm da periferia do implante para diminuir os momentos de carga e os contactos com o rebordo marginal devem ser evitados. As coroas esplintadas também diminuem as forças oclusais no osso da crista e reduzem o afrouxamento do parafuso do pilar; por conseguinte, as coroas de implantes adjacentes devem ser esplintadas. O centro do implante é frequentemente colocado no centro do rebordo edêntulo, uma vez que o rebordo se desloca para a língua com a reabsorção, o corpo do implante não se encontra frequentemente sob as pontas das cúspides vestibulares, mas sim perto da fossa central ou, por vezes, sob a cúspide lingual do dente natural. Um cantilever vestibular ou lingual é designado por carga offset, que actua como uma alavanca de classe 1. Quanto maior for o offset, maiores serão as forças de compressão, tração e cisalhamento na crista do implante. Assim, a redução da dimensão vestibulolingual da coroa ajuda a minimizar estas cargas[30].

10. **Material oclusal**

A fratura do material oclusal é uma das complicações mais comuns da restauração com implantes[27], pelo que a consideração da restauração do material oclusal é muito essencial para cada paciente. O material oclusal pode ser avaliado pela estética, força de impacto, carga estática, eficiência mastigatória, fratura, desgaste, necessidade de espaço interarcos e precisão da fundição[4]. Os factores que influenciam o material oclusal são apresentados na tabela[4].

	PORCELANATO	OURO	RESINA
ESTÉTICA	+	-	+
FORÇA DE IMPACTO	-	+	+
CARGA ESTÁTICA	+	+	+
MASTIGAÇÃO EFICIÊNCIA	+	+	-
FRACTURA	-	+	-
VESTIR	+	+	-
PESQUISA ESPAÇO	-	+	-
ACURACIA	-	+	-

11. **Controlo da largura da mesa oclusal**

A largura da mesa oclusal está diretamente relacionada com a largura do corpo do implante. Quanto mais larga for a mesa oclusal, maior será a força desenvolvida para penetrar um bolus de alimentos. Uma restauração que imite a anatomia oclusal dos dentes naturais resulta frequentemente em carga de compensação (aumento da tensão), aumento do risco de fratura da porcelana e dificuldades nos cuidados domiciliários (devido ao desvio horizontal vestibulolingual/cantilever). Como resultado, nas regiões não estéticas, a largura da mesa oclusal deve ser reduzida em comparação com um dente natural.

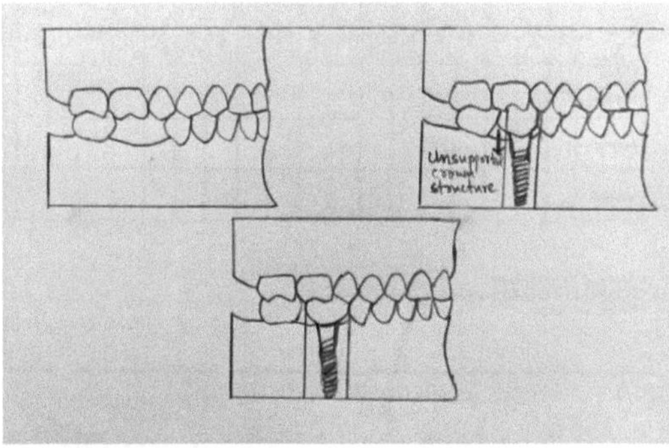

Fig 3: Se houver um grande espaço edêntulo, é melhor deixar um diastema autolimpante em vez de preencher o espaço da prótese com um dente anormalmente grande. Isto aumentará as forças de cantilever no implante e levará à fratura

12. **O desenho da prótese deve favorecer o arco mais fraco**

Normalmente, a maxila é a mais fraca das duas arcadas, predominantemente devido ao osso menos denso. De uma perspetiva biomecânica, uma pré-maxila restaurada com implantes é frequentemente a secção mais fraca em comparação com as outras regiões da boca. Ao restaurar implantes na maxila anterior, a utilização de um pilar angulado, em comparação com um pilar reto, pode diminuir a tensão no osso. Aumentar o número e o diâmetro dos implantes e fornecer uma tala quando os factores de força são elevados.

13. **Atividade parafuncional**

As actividades parafuncionais e os desenhos oclusais inadequados estão correlacionados com a perda óssea e as falhas dos implantes. O número e a distribuição dos contactos oclusais tiveram uma grande influência na distribuição da força. Naert et al. 1992 referiram que a sobrecarga provocada por hábitos parafuncionais, como o cerramento ou o bruxismo, parecia ser a causa mais provável de fracasso dos implantes e de perda óssea marginal. De acordo com estes autores, cantilevers mais curtos, localização adequada dos acessórios ao longo da arcada, um comprimento máximo dos acessórios e proteção nocturna devem ser pré-requisitos para evitar hábitos parafuncionais ou a sobrecarga dos implantes nestes pacientes.

14. **Tempo de carregamento**

A carga do implante pode ser retardada (submersa), carga óssea progressiva ou carga óssea imediata. A densidade óssea é o fator determinante para decidir o período de tempo entre a colocação do implante e a restauração da prótese. A carga óssea progressiva é especificamente indicada para ossos menos densos. A carga óssea progressiva permite um "tempo de desenvolvimento" para o osso portador de carga e permite a adaptabilidade do osso à carga através do aumento gradual da carga. O conceito baseia-se na incorporação de intervalos de tempo (3-6 meses), dieta (evitando a mastigação com uma dieta mole, progredindo depois para alimentos mais duros), oclusão (intensificando gradualmente os contactos oclusais durante o fabrico da prótese), desenho da prótese e materiais oclusais (de resina a metal e porcelana) para condições de má qualidade óssea.

Princípios básicos da oclusão de implantes

(1) estabilidade bilateral em oclusão cêntrica (habitual),

(2) contactos oclusais e força uniformemente distribuídos,

(3) não há interferências entre a posição retruída e a posição cêntrica (habitual),

(4) ampla liberdade na oclusão cêntrica (habitual),

(5) orientação anterior sempre que possível, e

(6) movimentos de excursão laterais suaves e regulares, sem interferências de trabalho/não trabalho.

Juntamente com os contactos oclusais uniformemente distribuídos, a estabilidade oclusal bilateral proporciona estabilidade ao sistema mastigatório e uma distribuição adequada da força. Isto pode reduzir a possibilidade de contactos prematuros e diminuir a concentração de força em implantes individuais. Além disso, a ampla liberdade em cêntrica pode obter linhas de força verticais mais favoráveis, minimizando assim os contactos prematuros durante a função. Weinberg (1998) recomendou uma área de fossa plana contínua de 1,5 mm para uma ampla liberdade em cêntrica na prótese, com base na sua experiência clínica[31]. Além disso, Gibbs et al. (1981) descobriram que a orientação anterior ou canina diminuía a força de mastigação em comparação com a orientação posterior[32]. Quirynen et al. (1992) relataram que a falta de contactos anteriores numa ponte de arcada cruzada suportada por implantes criou uma perda óssea marginal excessiva nos implantes posteriores. A orientação anterior ou canina poderia minimizar as forças potencialmente destrutivas nos implantes posteriores. Para além da vantagem da orientação anterior, podem ser preferidos contactos de trabalho suaves e uniformes, sem contactos cantilever na região posterior, para proporcionar uma distribuição adequada da força e proteger a região anterior. Foi sugerido que os contactos do lado de trabalho devem ser colocados o mais anteriormente possível para minimizar o momento de flexão[33].

Hobkirk & Brouziotou-Davas (1996) avaliaram os padrões de força mastigatória de dois esquemas oclusais (oclusão equilibrada e oclusão com função de grupo) com vários alimentos em próteses mandibulares suportadas por implantes. O pico médio da força mastigatória e a taxa de carga foram mais baixos quando se comeu pão e mais altos quando se mastigaram frutos secos, e os valores do pico médio da força mastigatória e da taxa de carga foram mais baixos com a oclusão equilibrada do que com a oclusão com função de grupo quando se mastigaram frutos secos e cenouras. O estudo sugeriu que a oclusão equilibrada pode ser mais protetora do que a oclusão de função de grupo[34]. No entanto, Wennerberg et al. (2001) observaram que os factores oclusais em próteses implanto-suportadas mandibulares opostas a próteses completas não influenciaram a satisfação do paciente e os resultados do tratamento. Está implícito que os esquemas oclusais podem ser factores menos cruciais da sobrecarga dos implantes do que o número e a posição dos contactos oclusais nas próteses sobre implantes[35]. O desenvolvimento da morfologia dentária para induzir a carga axial é um fator importante a considerar na construção de próteses sobre implantes. A carga axial em implantes do tipo rosca pode ser bem distribuída ao longo da interface implante-osso, e o osso cortical pode resistir favoravelmente à tensão compressiva. Uma área plana à volta dos contactos cêntricos pode direcionar a força oclusal para uma direção apical. Weinberg (1998) afirmou que a inclinação da cúspide é um dos factores mais significativos na produção do momento fletor. A redução da inclinação da cúspide pode diminuir o momento fletor resultante com uma redução do braço de alavanca e melhoria da força de carga axial[31]. Kaukinen et al. (1996) investigaram a diferença de transmissão de força entre 331 e 01 cúspides. A força de rutura inicial média dos espécimes com 331 cúspides foi de 3,846 kg, enquanto o valor correspondente dos espécimes com 01 cúspide sem desenho oclusal foi de 1,938 kg. Este resultado sugere que a inclinação da cúspide afectou a magnitude das forças transmitidas às próteses sobre implantes. Em resumo, uma inclinação reduzida da cúspide, uma anatomia oclusal pouco profunda e sulcos e fossas largos podem ser benéficos para as próteses sobre implantes[36].

O diâmetro e a distribuição dos implantes e a harmonização com os dentes naturais são factores importantes a considerar ao decidir o tamanho de uma mesa oclusal. Normalmente, tem sido sugerida uma redução de 30-40% da mesa oclusal numa região molar, mas qualquer dimensão superior ao diâmetro do implante pode criar efeitos de cantilever e eventuais momentos de flexão em próteses de implante unitário. Uma mesa oclusal estreita reduz a hipótese de carga de compensação e aumenta a carga axial, o que eventualmente pode diminuir o momento flector[10]. Misch (1999a) descreveu que uma mesa oclusal estreita também melhora a higiene oral e reduz o risco de fratura da porcelana.

Descreveu ainda que a região posterior da maxila com reabsorção óssea vestibular pode obrigar à colocação palatina dos implantes, em comparação com a posição dos dentes naturais. O contorno oclusal normal no implante colocado palatalmente pode criar um cantilever vestibular significativo num ambiente biomecanicamente pobre (mordida pesada, osso pobre e rácio coroa/implante pobre). Neste caso, a utilização da oclusão em mordida cruzada pode evitar o cantilever vestibular e aumentar a carga axial[31].

A distribuição de forças entre os implantes e os dentes naturais numa região parcialmente edêntula pode ser realizada com ajustes oclusais em série e gradientes. Devido à mobilidade não significativa durante o movimento dentário inicial (3-5 mm), os implantes podem absorver toda a força de mordida pesada porque os dentes naturais podem ser intruídos (25-50 mm) facilmente com qualquer força oclusal. Misch (1993, 1999a) propôs que os ajustes oclusais poderiam ser efectuados através da eliminação da diferença de mobilidade entre os implantes e os dentes sob mordidas fortes. Esta abordagem pode distribuir uniformemente as cargas entre os implantes e os dentes. Ao longo dos anos, os dentes naturais têm alterações de posição na direção vertical e mesial, enquanto os implantes não alteram as suas posições. Além disso, o esmalte do dente desgasta-se mais do que a porcelana das restaurações de implantes. As alterações de posição dos dentes podem intensificar o stress oclusal sobre os implantes. De modo a evitar a potencial sobrecarga dos implantes devido às alterações posicionais, é imperativo efetuar uma reavaliação e ajustes oclusais periódicos[10,20].

REFERÊNCIAS

1. Misch CE. Etiologia da perda óssea crestal precoce e o seu efeito no planeamento do tratamento com implantes. Postgrad Dent. 1995;2(3):3-17.

2. Kim Y, Oh TJ, Misch CE, Wang HL. Considerações oclusais na terapia com implantes: directrizes clínicas com fundamentação biomecânica. Investigação clínica sobre implantes orais. 2005 Feb;16(1):26-35.

3. Chen YY, Kuan CL, Wang YB. Oclusão de implantes: considerações biomecânicas para próteses suportadas por implantes. J Dent Sci. 2008 Jun 1;3(2):65-74.

4. Misch CE, Bidez MW. Oclusão protegida por implante: uma fundamentação biomecânica. Compendium (Newtown, Pa.). 1994 Nov 1;15(11):1330-2.

5. Shantanu J, Mohit K, Mukund K, Ramandeep D, Occlusion and occlusal consideration in implantology, Indian J of Dental Advancements, 2(1), 2010, 125-130.

6. Nawar NH, Thabet YG. Avaliação clínica e radiográfica de diferentes esquemas oclusais no conceito "All on 4". Egyptian Dental Journal. 2018 Jul 1;64(3-julho (Dentisteria Fixa, Materiais Dentários, Dentisteria Conservadora e Endodontia)):2785-92.

7. Miyata T, Kobayashi Y, Araki H, Ohto T, Shin K. A influência da sobrecarga oclusal controlada nos tecidos peri-implantares. Parte 3: Um estudo histológico em macacos. International Journal of Oral & Maxillofacial Implants. 2000 May 1;15(3).

8. Isidor F. Perda de osseointegração causada pela carga oclusal de implantes orais. Um estudo clínico e radiográfico em macacos. Investigação clínica sobre implantes orais. 1996 Jun;7(2):143-52.

9. Sekine H. Características de mobilidade e sensibilidade tátil do sistema de suporte de fixação osseointegrado. Integração de tecidos na reconstrução oral e maxilofacial. 1986:326-32.

10. Rangert BO, Krogh PH, Langer B, Van Roekel N. Sobrecarga de flexão e

fratura de implantes: uma análise clínica retrospetiva. Revista internacional de implantes orais e maxilofaciais. 1995 May 1;10(3).

11. Gunne J, Jemt T, Lindén B. Tratamento com implantes em pacientes parcialmente desdentados: um relatório sobre as próteses após 3 anos. International Journal of Prosthodontics. 1994 Mar 1;7(2).

12. Bidez MW, Misch C. Transferência de força em implantologia dentária: conceitos e princípios básicos. O Jornal de implantologia oral. 1992 Jan 1;18(3):264-74.

13. Bidez MW, Misch CE. A biomecânica do espaçamento entre implantes provisórios. InProceedings of the fourth international congress of implants and biomaterials in stomatology, Charleston, SC 1990 May 24.

14. D'AMICO A. Dentes caninos - relação funcional normal dos dentes naturais do homem. J South Calf DA. 1958;26:239-41.

15. Weinberg LA, Kruger B. Uma comparação da carga do implante/prótese com quatro variáveis clínicas. Jornal Internacional de Prótese Dentária. 1995 Sep 1;8(5).

16. Kaukinen JA, Edge MJ, Lang BR. A influência do desenho oclusal nas forças mastigatórias simuladas transferidas para próteses implanto-suportadas e osso de suporte. The Journal of prosthetic dentistry. 1996 Jul 1;76(1):50- 5.

17. Misch CE et al, Dental implant prosthetics. Departamento de Direito das Ciências da Saúde da Elsevier, Filadélfia, EUA, 2005

18. Bidez MW, Misch C. Transferência de força em implantologia dentária: conceitos e princípios básicos. O Jornal de implantologia oral. 1992 Jan 1;18(3):264-74.

19. Binderman I.NIH- grant study on 2 dimentional FEA study of 54 implant body designs, 1973 (comunicação pessoal)

20. Misch CE. Three-dimensional finite element analysis of two plate form neck designs (Doctoral dissertation, Master's thesis, University od Pittsburgh).

21. Clelland NL, Lee JK, Bimbenet OC, Brantley WA. Uma análise tridimensional de tensão por elementos finitos de pilares angulados para um

implante colocado no maxilar anterior. Journal of prosthodontics. 1995 Jun;4(2):95-100.

22. Shackleton JL, Carr L, Slabbert JC, Becker PJ. Sobrevivência de próteses fixas suportadas por implantes relacionada com o comprimento do cantilever. The Journal of prosthetic dentistry. 1994 Jan 1;71(1):23-6.

23. LW L. Reabsorção óssea à volta de fixações em pacientes edêntulos tratados com próteses fixas mandibulares integradas em tecido. J Prosthet Dent. 1988;59:59-63.

24. Decock V, De Nayer K, De Boever JA. Estudo longitudinal de 18 anos de restaurações fixas em cantilever. International Journal of Prosthodontics. 1996 Jul 1;9(4).

25. Falk H, Laurell L, Lundgren D. Interferências oclusais e tensão da articulação cantilever em próteses suportadas por implantes que ocluem com dentaduras completas. Jornal Internacional de Implantes Orais e Maxilofaciais. 1990 Mar 1;5(1).

26. Wang S, Hobkirk JA. Distribuição de carga em implantes com uma superestrutura cantilevered: um estudo piloto in vitro. Implant Dentistry. 1996 Abr 1;5(1):36-47.

27. Thomas P. Syllabus sobre a técnica de enceramento de boca inteira para reabilitação. Conceito dente a dente, cúspide-fossa da oclusão orgânica. 1967.

28. Goodacre CJ, Khan JK, Rungeharassaeng K, Complicação clínica de implantes osteointegrados, J Prosthet Dent, 81, 1991, 537- 552

29. D'AMICO A. Dentes caninos - relação funcional normal dos dentes naturais do homem. J South Calf DA. 1958;26:239-41.

30. Weinberg LA. Uma comparação da carga do implante/prótese com quatro variáveis clínicas. Int J Prosthodont. 1995;8:421-33.

31. Weinberg LA. Redução da carga do implante com biomecânica terapêutica. Implantodontia. 1998 Jan 1;7(4):277-86.

32. Gibbs CH, Mahan PE, Lundeen HC, Brehnan K, Walsh EK, Sinkewiz SL, Ginsberg SB. Forças oclusais durante a mastigação - influências da força de

mordida e da consistência dos alimentos. J Prosthet Dent. 1981 Nov 1;46(5):561-7.

33. Quirynen M, Naert I, Van Steenberghe D. O design e a sobrecarga dos acessórios influenciam a perda óssea marginal e o sucesso futuro do sistema Brånemark®. Investigação clínica sobre implantes orais. 1992 Sep;3(3):104-11.

34. Hobkirk JA, Brouziotou-Davas E. A influência do esquema oclusal nas forças mastigatórias utilizando pontes estabilizadas por implantes. Jornal de reabilitação oral. 1996 Jun;23(6):386-91.

35. Wennerberg A, Carlsson GE, Jemt T. Influência dos factores oclusais no resultado do tratamento: um estudo de 109 pacientes consecutivos com próteses fixas implanto-suportadas mandibulares que se opõem a próteses completas maxilares. International Journal of Prosthodontics. 2001 Nov 1;14(6).

36. Kaukinen JA, Edge MJ, Lang BR. A influência do desenho oclusal nas forças mastigatórias simuladas transferidas para próteses implanto-suportadas e osso de suporte. The Journal of prosthetic dentistry. 1996 Jul 1;76(1):50- 5.

CAPÍTULO 5

SOBRECARGA OCLUSAL

De um modo geral, tanto os dentes naturais como os implantes dentários devem estar em oclusão fisiológica, que é descrita como "oclusão em harmonia com as funções do sistema mastigatório[1]". Se o esquema oclusal não for harmonioso nos dentes naturais, pode ocorrer um trauma oclusal. Isto pode resultar numa resposta adaptativa, como o espessamento da lâmina dura ou o desgaste oclusal, ou numa resposta traumática, incluindo mobilidade ou uma PDL alargada[2]. No contexto da oclusão do implante, o termo apropriado é sobrecarga oclusal. A sobrecarga oclusal é a aplicação de força a um implante, através de uma função normal ou de hábitos parafuncionais, que conduz a danos estruturais ou biológicos[3]. A sobrecarga oclusal está relacionada com danos na prótese, no pilar, na estrutura do implante ou no osso alveolar circundante. Embora exista um consenso sobre a definição geral de sobrecarga oclusal, as modificações da forma como o termo "sobrecarga oclusal" é utilizado na literatura variam muito. Alguns afirmaram que a utilização do termo sobrecarga para um implante dentário é apropriada apenas quando um implante está a falhar ou falhou[4]. Aplicando o modelo Mechanostat de Frost, a sobrecarga oclusal referir-se-ia ao nível de micro-deformação que corresponde a uma resposta catabólica do osso. Melsen e Lang[5] quantificaram este nível de microtração utilizando implantes dentários num modelo de cão. Para além de 6700 microstrain, ocorreu reabsorção óssea[5].

Desafios da investigação

O estudo da sobrecarga oclusal e a interpretação da literatura sobre o assunto é difícil por várias razões. As forças oclusais, como todas as forças, podem ser descritas nos seguintes 4 aspectos: magnitude, duração, distribuição e direcção[6].

Estudos como o de Frost levam em consideração apenas uma variável, a magnitude[7]. Adicionalmente, enquanto a carga oclusal pode ser medida ao nível da prótese ou do pilar, as medições mecânicas não podem ser obtidas a partir da interface osso-implante7. Considerações adicionais, como factores de confusão e risco de enviesamento, complicam o estudo da sobrecarga oclusal. Por último, por razões éticas óbvias, os ensaios clínicos que aplicam a sobrecarga oclusal não são éticos em humanos. Por esta razão, a sobrecarga oclusal em implantes continua a ser controversa7,[8,9]. Apesar disso, suspeita-se que a sobrecarga oclusal esteja associada a muitas complicações dos implantes, tanto biológicas como biomecânicas. De facto, a sobrecarga oclusal e a peri-implantite têm sido descritas como as 2 razões mais comuns para a falha tardia (pós-osseointegração) dos implantes10,[11].

Factores de sobrecarga da oclusão de implantes

- Na carga imediata de próteses sobre implantes, pode haver um efeito negativo a nível biológico, técnico e mecânico, como o afrouxamento dos parafusos ou a fratura da prótese, tal como referido por Yuan,201312,[13].
- Devido às sobrecargas dos implantes, pode ocorrer perda de osseointegração e perda óssea marginal à volta dos implantes12,[13].
- Um cantilever de uma prótese de implante pode levar a uma sobrecarga.
- Hábitos parafuncionais.
- Posição e localização da arcada do implante.
- Baixa densidade óssea
- Inclinação acentuada do cúspide
- Posição de desvio horizontal
- Posição de desvio vertical

Complicações que podem estar relacionadas com a sobrecarga oclusal

Suspeita-se que a sobrecarga oclusal seja um dos factores que contribuem para a perda óssea marginal. Teoricamente, isto é possível. Como já foi referido, a distribuição do stress de um implante ocorre ao nível da crista óssea[14]. A diferença no módulo de elasticidade do osso em comparação com o do implante de titânio implica que as forças são dirigidas para a primeira área de contacto, na crista óssea[15]. As microfracturas nesta área podem, por sua vez, produzir perda óssea marginal. Na literatura disponível, foram descritos resultados variados, que vão desde uma possível associação, uma possível relação dependente de outros factores, até nenhuma associação provável[16,17].

Kozlovsky et al[18] verificaram que a sobrecarga oclusal dinâmica criou perda óssea marginal, no entanto, a extensão foi determinada pela presença de inflamação. Sem inflamação, a reabsorção óssea não ocorreu abaixo do colo do implante. A presença de inflamação induzida por placa levou a uma perda óssea significativamente maior, até ao nível das roscas dos implantes. Alguns teorizam que, se a sobrecarga oclusal estiver de facto associada à perda óssea marginal, os micromovimentos podem levar ao desenvolvimento de peri-implantite[19].

Uma controvérsia semelhante envolve uma possível associação entre a sobrecarga oclusal e a perda de osseointegração[20]. Os resultados mistos podem ser atribuídos à natureza complicada do estudo da sobrecarga oclusal, discutida anteriormente. As diferenças no desenho do estudo também desafiam a interpretação. A sobrecarga oclusal tem sido considerada como uma das principais causas de complicações biomecânicas[21], incluindo o afrouxamento de parafusos, a falha da prótese e a fratura de parafusos, do material de revestimento ou do implante[22]. Isto é significativo porque estas complicações podem ser dispendiosas, demoradas e algumas complicações, como a fratura da fixação do implante, podem levar à falha do implante.

1. Afrouxamento e fratura de parafusos

Os componentes dos implantes fracturaram mais frequentemente na região posterior do que na região anterior. Nas restaurações aparafusadas, a retenção é obtida através de um parafuso de fixação. Está principalmente indicada na prótese provisória, em pacientes com espaço interarcos inadequado (inferior a 5 mm) ou em casos de reabilitação com implantes de boca inteira. Depende de factores como

1. Força de aperto insuficiente
2. Assentamento de parafusos
3. Sobrecarga biomecânica
4. Forças cêntricas fora do eixo
5. Desajuste de componentes de implantes e próteses
6. Diferenças no material e na conceção dos parafusos
7. Altura do hexágono e diâmetro do implante

A perda óssea vertical peri-implantar e a sobrecarga biomecânica conduzem a forças de compressão e de tração na prótese que causam a fratura do parafuso. No entanto, a fratura do parafuso pode ser uma complicação grave que pode levar à falha da prótese23.

Estes componentes de fratura do parafuso podem ser removidos com métodos conservadores e invasivos. Os métodos conservadores incluem a utilização de uma escavadora de colher, uma ponta de escamador e uma prova, enquanto os invasivos incluem kits de remoção de parafusos. A abordagem conservadora deve ser considerada em primeiro lugar e depois a invasiva, uma vez que se trata de procedimentos não reversíveis.

2. Fratura da estrutura ou da coroa

A fratura da estrutura ou do componente protético resulta da sobrecarga biomecânica e do ajuste não passivo da prótese. A prótese deve estar livre de quaisquer pontos altos que actuem como uma casa de tensão. A prótese deve ter um ajuste passivo. O desajuste da prótese causa forças irregulares, levando à fratura da porcelana. O material de restauração metalo-cerâmico é mais recomendado para a região posterior e a zircónia para a região anterior[24].

3. Fratura de implantes

Existem duas causas principais de fratura de implantes: sobrecarga biomecânica e perda óssea vertical peri-implantar. O risco de fratura do implante aumenta várias vezes quando a perda óssea vertical é suficientemente grave para coincidir com o limite apical do parafuso[25,26]. As fracturas de implantes também podem ser atribuídas a falhas nos desenhos e no fabrico do próprio implante[35,36]. O afrouxamento do parafuso recorrente e despercebido é um fator de risco para a fratura de implantes dentários, o que indica uma alteração no desenho da prótese. Os implantes com um diâmetro mais pequeno, de 4 e 3,75 mm, tendem a fraturar mais facilmente do que os de maior diâmetro. Foi referido que um implante com um diâmetro de 5 mm é três vezes mais forte do que um com um diâmetro de 3,75 mm, enquanto um implante de 6 mm de diâmetro é 6 vezes mais forte do que um implante de 3,75 mm[27].

4. Falha do cimento

A falha do cimento é outra consequência da sobrecarga biomecânica, que afecta tipicamente a fixação da prótese e pode ser tratada através de um procedimento de cimentação. Com os avanços na ciência dos materiais, particularmente nos agentes de cimentação, a incidência de descimentação reduziu significativamente[28]. No entanto, deve ser seguido um planeamento cuidadoso do tratamento e critérios clínicos para evitar tais incidências.

Gestão das complicações através da orientação dos factores de sobrecarga oclusal:

• Kim 2005; Degidi 2009; afirmam que a sobrecarga oclusal pode ser significativamente reduzida aumentando a superfície de suporte ósseo e harmonizando a distribuição dos contactos oclusais[29].

• De acordo com Misch[30], o osso atinge a adaptabilidade à carga e também há disponibilidade de tempo para o desenvolvimento de osso portador de carga na interface osso-implante através de carga óssea progressiva.

• Esta carga progressiva do osso pode ser obtida aumentando a carga oclusal ao longo de um período de seis meses.

• Appleton[31] propôs que a quantidade de perda óssea da crista e a dentisidade óssea podem ser aumentadas através da carga progressiva dos implantes. Sugeriu que a monitorização cuidadosa do implante carregado e do tempo de cicatrização é prolongada em osso de má qualidade.

• No caso de hábitos parafuncionais, Yuan 2013 indicou fortemente o uso de splint oclusal nocturno[29].

• Nos hábitos parafuncionais, os contactos prematuros têm de ser eliminados porque, quando tais hábitos estão presentes, tanto a duração como a magnitude da força oclusal são ampliadas.

• Deve ser exercida uma força oclusal ao longo do eixo longo do implante.

• A tensão é definida como a magnitude da força dividida pela área da secção transversal em que a força é aplicada. Isto significa que, quando a força é aplicada, se a área for maior, é produzida menos tensão. Por este motivo, um implante mais largo produzirá menos tensão na crista. Além disso, nos casos em que são utilizados implantes de diâmetro estreito, são indicados implantes adicionais[32].

1. Fratura da fixação do implante

Existem três opções de gestão em caso de fratura de um implante[33,34]:

- Remoção completa do implante fracturado utilizando trefinas de explantação[33,34]. Após a remoção do implante fracturado, um novo implante de maior diâmetro pode ser instalado no mesmo leito cirúrgico ou noutro local para obter estabilidade primária. A sua remoção completa é considerada a melhor solução para o problema
- Remoção da porção coronal do implante fracturado com o objetivo de colocar um novo pilar protético[33,34]. É essencial confirmar radiologicamente a ausência de radiotransparência e determinar eletronicamente a mobilidade do fragmento. A colocação de um pilar protético só deve ser considerada se ainda existir retenção interna suficiente[33].
- Remoção da porção coronal do implante fracturado, deixando a parte apical remanescente integrada no osso[33,34]. e o(s) dente(s) em falta pode(m) ser restaurado(s) utilizando procedimentos protéticos convencionais, como prótese parcial removível, prótese parcial fixa, etc.

Um estudo recente descreveu a "apicoectomia" como uma técnica adequada para remover implantes fracturados e inserir novos implantes na mesma sessão clínica. Esta técnica baseou-se na abertura de um orifício no osso para melhorar a visualização dos fragmentos apicais dos implantes fracturados e na remoção desses fragmentos através desse orifício. Posteriormente, um novo implante é colocado de forma convencional, e o orifício é fechado com o mesmo osso removido do paciente[35].

Medidas preventivas

Foram sugeridas as seguintes medidas preventivas:

• Evitar a colocação de fixações de implantes de tipo híbrido

• Controlar cuidadosamente as forças oclusais: Eliminar todos os contactos posteriores nos movimentos excêntricos mandibulares

• Efetuar uma colocação escalonada dos implantes: Evitar uma configuração em linha reta

• Evitar ou minimizar os cantilevers posteriores e os desvios bucolinguais, particularmente em pacientes parcialmente edêntulos

• Durante o afrouxamento crónico dos parafusos de ouro ou do pilar ou a fratura de componentes, reavaliar criticamente a prótese, reapertar o pilar ou utilizar um parafuso de ouro e verificar o ajuste

• As pessoas com bruxismo pronunciado ou com cerceamento de dentes que tenham sofrido fracturas de implantes múltiplos devem ser tratadas através da colocação de implantes adicionais

• Assegurar o encaixe perfeito: Voltar a soldar e avaliar o ajuste passivo[36].

2. Parafuso do pilar fracturado

O tratamento envolve principalmente duas opções: Recuperar o parafuso fracturado ou remover o implante antigo e inserir um novo implante de uma só vez.

A recuperação do parafuso do pilar fracturado pode ser feita da seguinte forma:

• Pinça de artéria: Se a parte fracturada estiver acima da cabeça do implante, pode ser desaparafusada com a ajuda de uma pinça arterial

• Escalador ultrassónico: Se a parte fracturada não puder ser agarrada com nenhum instrumento, então utilize vibrações ultra-sónicas para soltar as roscas. As oscilações de um raspador ultrassónico podem inverter gradualmente a saída do parafuso, colocando uma ponta fina de um raspador ultrassónico diretamente na parte superior do parafuso[37]

• Lubrificante: Lubrificar o parafuso danificado antes de o desapertar. Adicione algumas gotas de eugenol, lubrificante de peças de mão ou mesmo óleo mineral na área e, em seguida, tente remover o parafuso com uma sonda ou um raspador ultrassónico no sentido contrário ao dos ponteiros do relógio

• Contra-ângulo a baixa velocidade: A utilização de uma broca redonda de 1/4 num contra-ângulo a baixa velocidade, funcionando em modo inverso, pode ajudar a retirar o parafuso. A pequena broca redonda actua como uma chave de fendas e segura a cabeça do fragmento[37]

• Kit de reparação ou de salvamento: Utilizado quando o local da fratura do pilar é profundo. O kit é composto por brocas, guias de broca e instrumentos de rosqueamento. Alguns kits reparam o implante desaparafusando o fragmento fracturado, enquanto outros cortam as lascas

• Seja indígena: Se a extremidade fracturada não for demasiado profunda, prepare uma ranhura de 1 mm ao longo da parte mais oclusal do fragmento de parafuso partido com a ajuda de uma broca de diamante e uma peça de mão. Segure firmemente a peça de mão para evitar que a broca salte inadvertidamente para o corpo do implante. Utilize uma chave de fendas "mini" de tamanho adequado, disponível em lojas de ferragens locais, para remover o parafuso.

Gestão preventiva

• Na prática clínica, recomenda-se que, para reduzir o efeito de assentamento, os parafusos do implante sejam apertados novamente 10 minutos após a aplicação do binário inicial.

• Devem ser utilizados binários de aperto mecânicos em vez de chaves manuais para garantir um aperto consistente dos componentes do implante de acordo com os valores de binário recomendados.

•Foi sugerida a utilização de vedantes para preencher os espaços entre estes parafusos e as roscas dos implantes, bem como de adesivos para aumentar a resistência à fricção, a fim de reduzir o afrouxamento dos parafusos. A pasta adesiva Ceka Bond (Ceka Bond, Preat, San Mateo, CA) está indicada como pasta adesiva no folheto informativo.

•Um estudo sobre o afrouxamento de parafusos apoiou as seguintes recomendações clínicas:

(a) Assegurar que os implantes são colocados perpendicularmente ao plano oclusal;

(b) As estruturas devem ter um comprimento mínimo de consola;

(c) utilizar componentes com baixos níveis de tolerância ao desajuste dos componentes; e

(d) utilizar componentes com características anti-rotacionais para restaurações de um único dente38.

REFERÊNCIAS

1. Academia Americana de Periodontologia. Glossário de termos periodontais. Academia Americana de Periodontologia; 1992.

2. LJ, Cao CF. Diagnóstico clínico do trauma de oclusão e sua relação com a severidade da periodontite. Jornal de periodontologia clínica. 1992 Feb;19(2):92-7.

3. Laney WR. Glossário de implantes orais e maxilofaciais. A revista internacional de implantes orais e maxilofaciais. 2017 Jul 1;32(4):Gi-200.

4. El Askary AS, Meffert RM, Griffin T. Porque é que os implantes dentários falham? Parte I. Implantodontia. 1999 Jan 1;8(2):173-85.

5. Melsen B, Lang NP. Reacções biológicas do osso alveolar à carga ortodôntica de implantes orais. Investigação clínica sobre implantes orais. 2001 Abr;12(2):144-52.

6. Michalakis KX, Calvani P, Hirayama H. Considerações biomecânicas sobre próteses parciais fixas suportadas por implantes dentários. Jornal de biomecânica dentária. 2012;3.

7. Duyck J, Vandamme K. O efeito da carga no osso peri-implantar: uma revisão crítica da literatura. Resposta do osso aos materiais de implantes dentários. 2017 Jan 1:139-61.

8. Hublin C, Kaprio J, Partinen M, Koskenvuo M. Parasomnias: coocorrência e genética. Psychiatric genetics. 2001 Jun 1;11(2):65-70.

9. Millwood J, Fiske J. Mordedura labial em pacientes com neurodeficiência profunda. Dental update. 2001 Mar 2;28(2):105-8.

10. Lobbezoo F, Brouwers JE, Cune MS, Naeije M. Implantes dentários em pacientes com hábitos de bruxismo. Jornal de reabilitação oral. 2006 Feb;33(2):152-9.

11. Naert I, Duyck J, Vandamme K. Sobrecarga oclusal e perda de osso/implante. Investigação clínica sobre implantes orais. 2012 Oct;23:95-107.

12. Paliwal S, Saxena D, Mittal R, Chaudhary S. Princípios e considerações

oclusais para implantes: uma visão geral. Jornal da academia de educação dentária. 2014 Dec 31;1(2):17-21.

13. Andoh et al. Oclusão em implantologia: revisão sistemática. I JIRR, 2018 Nov; 11 (5).5818- 5822

14. Schulte W. Implantes e o periodonto. Revista internacional de medicina dentária. 1995 Feb 1;45(1):16-26.

15. Misch CE, Suzuki JB, Misch-Dietsh FM, Bidez MW. Uma correlação positiva entre trauma oclusal e perda óssea peri-implantar: suporte da literatura. Implantodontia. 2005 Jun 1;14(2):108-16.

16. Chang M, Chronopoulos V, Mattheos N. Impact of excessive occlusal load on successfully-osseointegrated dental implants: a literature review. Journal of investigative and clinical dentistry. 2013 Aug;4(3):142-50.

17. Chambrone L, Chambrone LA, Lima LA. Efeitos da sobrecarga oclusal na saúde dos tecidos peri-implantares: uma revisão sistemática de estudos em modelos animais. Journal of periodontology. 2010 Oct;81(10):1367-78.

18. Kozlovsky A, Tal H, Laufer BZ, Leshem R, Rohrer MD, Weinreb M, Artzi Z. Impacto da sobrecarga do implante no osso peri-implantar em mucosa peri-implantar inflamada e não inflamada. Investigação clínica sobre implantes orais. 2007 Oct;18(5):601-10.

19. Wennerberg A, Albrektsson T. Desafios actuais para uma reabilitação bem sucedida com implantes orais. Jornal de Reabilitação Oral. 2011 Abr;38(4):286-94.

20. Heitz-Mayfield LJ, Schmid B, Weigel C, Gerber S, Bosshardt DD, Jönsson J, Lang NP, Jönsson J. A carga oclusal excessiva afecta a osseointegração? Um estudo experimental num cão. Investigação clínica sobre implantes orais. 2004 Jun;15(3):259-68.

21. Fu JH, Hsu YT, Wang HL. Identificar a sobrecarga oclusal e como lidar com ela para evitar a perda óssea marginal à volta dos implantes. Revista Europeia de Implantologia Oral. 2012 Mar 2;5.

22. Lobbezoo F, Van Der Zaag J, Naeije M. Bruxismo: as suas múltiplas causas e os seus efeitos nos implantes dentários - uma revisão actualizada. Jornal de reabilitação oral. 2006 Abr;33(4):293-300.
23. Shadid R, Sadaqa N. Uma comparação entre próteses de implantes aparafusadas e cimentadas. Uma revisão da literatura. Jornal de Implantologia Oral. 2012 Jun 1;38(3):298-307.
24. Gammage DD, Bowman AE, Meffert RM. Gestão clínica de implantes dentários falhados: quatro relatos de casos. O Jornal de implantologia oral. 1989 Jan 1;15(2):124-31.
25. Piattelli A, Scarano A, Piattelli M, Vaia E, Matarasso S. Implantes ocos recuperados por fratura: uma análise de 4 casos ao microscópio eletrónico de luz e de varrimento. Jornal de periodontologia. 1998 Feb;69(2):185-9.
26. Rangert BO, Krogh PH, Langer B, Van Roekel N. Sobrecarga de flexão e fratura de implantes: uma análise clínica retrospetiva. Revista internacional de implantes orais e maxilofaciais. 1995 May 1;10(3).
27. Siddiqui AA, Caudill R. Actas do quarto Simpósio Internacional de Implantologia: Foco na estética: San Diego, Califórnia, 27 a 29 de janeiro de 1994. O Jornal de Dentisteria Protética. 1994 Dez 1;72(6):623-34.

28. Sadid-Zadeh R, Kutkut A, Kim H. Falha protética em implantologia dentária. Dental Clinics. 2015 Jan 1;59(1):195-214.
29. Paliwal S, Saxena D, Mittal R, Chaudhary S. Princípios e considerações oclusais para implantes: uma visão geral. Jornal da academia de educação dentária. 2014 Dec 31;1(2):17-21.

30. Misch CE. Implantes endósteos para substituição de dentes unitários posteriores: alternativas, indicações, contra-indicações e limitações. Journal of Oral Implantology. 1999 Abr 1;25(2):80-94.
31. Appleton RS, Nummikoski PV, Pigmo MA, Bell FA, Cronin RJ. Alterações ósseas peri-implantar em resposta à carga óssea progressiva. J Dent Res.

1997;76:412.

32. Graves CV, Harrel SK, Rossmann JA, Kerns D, Gonzalez JA, Kontogiorgos ED, Al-Hashimi I, Abraham C. O papel da oclusão no implante dentário e na condição peri-implantar: uma revisão. The open dentistry journal. 2016;10:594.

33. Balshi TJ. Análise e gestão de implantes fracturados: um relatório clínico. Jornal Internacional de Implantes Orais e Maxilofaciais. 1996 Sep 1;11(5):660-6.

34. Jemt T. Falhas e complicações em 391 próteses fixas inseridas consecutivamente suportadas por implantes Brånemark em maxilares edêntulos: Um estudo do tratamento desde o momento da colocação da prótese até ao primeiro controlo anual. International Journal of Oral & Maxillofacial Implants. 1991 Sep 1;6(3).

35. Gealh WC, Mazzo V, Barbi F, Camarini ET. Fratura de implantes osseointegrados: causas e tratamento. Jornal de Implantologia Oral. 2011 Aug 1;37(4):499-503.

36. Santos MD, Pfeifer AB, Silva MR, Sendyk CL, Sendyk WR. Fratura do parafuso do pilar que suporta uma prótese implanto-suportada cimentada com conexão hexagonal externa: relato de caso com avaliação semiológica. Journal of Applied Oral Science. 2007;15:148-51.

37. Pow EH, Leung KC. Complicações protéticas na terapia com implantes dentários. Hong Kong Dent J. 2008;5(2):79-83.

38. Cho SC, Small PN, Elian N, Tarnow D. Afrouxamento de parafusos para implantes de diâmetro padrão e largo em casos parcialmente edêntulos: Dados longitudinais de 3 a 7 anos. Implantologia. 2004 Sep 1;13(3):245-50.

CAPÍTULO 6

APLICAÇÕES CLÍNICAS

Oclusão em próteses fixas de arcada completa

Para próteses de implantes fixos de arcada completa, a oclusão equilibrada bilateral tem sido utilizada com sucesso para uma prótese completa oposta, enquanto a oclusão de função de grupo tem sido amplamente adoptada para a dentição natural oposta. A oclusão mutuamente protegida com uma orientação anterior pouco profunda também foi recomendada para a dentição natural oposta[1,2]. Devem ser obtidos contactos bilaterais e antero-posteriores simultâneos em relação cêntrica e MIP para distribuir uniformemente a força oclusal durante as excursões, independentemente do esquema oclusal[1,3]. Além disso, devem ser obtidos movimentos excursivos laterais suaves e uniformes, sem contactos oclusais funcionais/não funcionais no cantilever[4]. No que diz respeito aos contactos oclusais, uma ampla liberdade (1-1,5 mm) na relação cêntrica e na PImáx pode obter linhas de força verticais mais favoráveis, minimizando assim os contactos prematuros durante a função[5]. Além disso, os contactos de trabalho colocados anteriormente foram defendidos para evitar a sobrecarga posterior[2]. Quando um cantilever é utilizado numa prótese de implante fixa de arcada completa, foi sugerida a infra-oclusão (100 mm) numa unidade de cantilever para reduzir a fadiga e a falha técnica da prótese[6]. As próteses de implantes com menos de 15 mm de cantilever na mandíbula demonstraram taxas de sobrevivência significativamente melhores do que aquelas com cantilever superior a 15 mm[7]. Por outro lado, foi recomendado um cantilever inferior a 10-12 mm na maxila devido à qualidade óssea desfavorável e à direção de força desfavorável em comparação com a mandíbula[8].

Oclusão em sobredentaduras

Para a oclusão em sobredentaduras, foi sugerida a utilização de oclusão bilateral equilibrada com oclusão lingualizada num rebordo normal. Por outro lado, a oclusão monoplana foi recomendada para um rebordo severamente reabsorvido[9]. Apesar de ser consensual que a oclusão balanceada bilateral pode proporcionar uma melhor estabilidade das overdentures[10], não existem estudos clínicos que demonstrem as vantagens da oclusão balanceada bilateral para a oclusão de overdentures em comparação com outros esquemas oclusais. Recentemente, Peroz et al. (2003) realizaram um ensaio clínico randomizado, comparando dois esquemas oclusais, oclusão balanceada e orientação do canino, em 22 pacientes com próteses totais convencionais. Os resultados da avaliação utilizando uma escala visual analógica revelaram que a orientação do canino era comparável à oclusão balanceada na retenção da prótese, aparência estética e capacidade de mastigação[11].

Oclusão em próteses fixas posteriores

A orientação anterior em excursões e o contacto oclusal inicial na dentição natural reduzirão a força lateral potencial sobre os implantes osseointegrados. A oclusão em função de grupo deve ser utilizada apenas quando os dentes anteriores estão periodontalmente comprometidos[1,2]. Durante as excursões laterais, as interferências de trabalho e não trabalho devem ser evitadas nas restaurações posteriores[4]. Além disso, a inclinação reduzida das cúspides, contactos orientados centralmente com uma área plana de 1,5 mm, uma mesa oclusal estreita e a eliminação de cantilevers têm sido propostos como factores-chave para controlar a sobrecarga de flexão em restaurações posteriores[12]. Num estudo in vivo recente, foi relatado que o estreitamento da largura vestíbulo-lingual da superfície oclusal em 30% e a mastigação de alimentos macios reduziram significativamente os momentos de flexão na prótese fixa posterior de três unidades[13]. O estudo também sugeriu que a dieta suave e a redução da superfície oclusal vestibulolingual devem ser consideradas em condições de carga desfavoráveis, tais como carga imediata, fase inicial de cicatrização e/ou má qualidade óssea. Além disso, o posicionamento axial e a distância reduzida entre os implantes posteriores são factores importantes para diminuir a sobrecarga[14]. A utilização da oclusão em mordida cruzada com implantes maxilares posteriores colocados palatalmente pode reduzir o cantilever vestibular e melhorar a carga axial. Se o número, a posição e o eixo dos implantes forem questionáveis, pode considerar-se a ligação de dentes naturais com uma fixação rígida para fornecer suporte adicional aos implantes.

Oclusão numa prótese de implante único

A oclusão num implante unitário deve ser desenhada de forma a minimizar a força oclusal sobre o implante e a maximizar a distribuição de força para os dentes naturais adjacentes[6,10]. Para atingir estes objectivos, qualquer orientação anterior e lateral deve ser obtida na dentição natural. Além disso, os contactos de trabalho e não trabalho devem ser evitados numa única restauração[10]. Contactos ligeiros em mordida forte e nenhum contacto em mordida ligeira em MIP são considerados uma abordagem razoável para distribuir a força oclusal nos dentes e implantes[6]. Tal como nas próteses fixas posteriores, a inclinação reduzida das cúspides, os contactos orientados centralmente com uma área plana de 1-1,5 mm e uma mesa oclusal estreita podem ser utilizados para a restauração posterior de um único dente[12]. Wennerberg & Jemt (1999) afirmaram que os contactos oclusais orientados centralmente em implantes de molares unitários eram críticos para reduzir os momentos de flexão atribuíveis a problemas mecânicos e fracturas de implantes[14]. O aumento dos contactos proximais na região posterior pode proporcionar uma estabilidade adicional das restaurações[15]. Foram utilizados dois implantes para um único molar e demonstrou-se um menor afrouxamento do parafuso e taxas de sucesso mais elevadas16. No entanto, a colocação de dois implantes num espaço limitado é um procedimento desafiante, e podem surgir dificuldades na higiene oral e no fabrico da prótese. Em vez de dois implantes numa área de um único molar, um implante de diâmetro largo com posição e eixo adequados numa área de um molar poderia ser uma melhor opção para reduzir as dificuldades cirúrgicas e protéticas e para melhorar a higiene oral e a condição de carga17.

Múltiplos factores a considerar no cenário clínico suportado por implantes18

Cenário clínico	Factores a ter em conta
Implante único	A inclinação da cúspide deve ser reduzida
	A orientação anterior e o movimento lateral devem ser excluídos A inclinação axial posterior em ângulo reto com o plano oclusal continua a ser o paradigma ideal. Cantilever mínimo O contacto proximal deve ser aumentado, o que ajudará a melhorar a estabilidade da restauração. (Misch 1999) O contacto posicionado centralmente irá reduzir as forças de flexão sobre o implante.
Prótese fixa de arco completo	A extensão do cantilever deve ser infra-ocluída (100 μm) Comprimento máximo do cantilever 15 mm na mandíbula e 10-12 mm na maxila Evitar a orientação do canino se este for um dos pilares. 6-8 Implantes no maxilar 4-8 implantes na mandíbula
Sobredentadura removível suportada por implantes	As alturas das fixações devem ser mínimas para reduzir quaisquer forças horizontais. (Gross 2008) Os problemas mastigatórios estão associados aos ímanes 2-4 Implantes
	Alcançar 3 pontos equilibrados na lateral e movimento saliente

REFERÊNCIAS

1. Chapman RJ. Princípios de oclusão para próteses sobre implantes: orientações para a posição, tempo e força dos contactos oclusais. Quintessence Int. 1989 Jul 1;20(7):473-80.

2. Hobo S, Ichida E, Garcia LT. Oclusão ideal. Osseointegração e reabilitação oclusal. 1989;4:257-452.

3. Quirynen M, Naert I, Van Steenberghe D. O design e a sobrecarga dos acessórios influenciam a perda óssea marginal e o sucesso futuro do sistema Brånemark®. Investigação clínica sobre implantes orais. 1992 Sep;3(3):104-11.

4. Lundgren D, Laurell L. Aspectos biomecânicos de pontes fixas suportadas por dentes naturais e implantes endósseos. Periodontologia 2000. 1994 Feb;4(1):23-40.

5. Beyron, H.L. Oclusão óptima. Dental Clinics of North America 37: 1969; 537-554.

6. Lundgren D, Falk H, Laurell L. The Influence of Number and Distribution of Occlusal Cantilever Contacts on Closing and Chewing Forces in Dentitions with Implants-Supported Fixed Prostheses Occluding with Complete Dentures. International Journal of Oral & Maxillofacial Implants. 1989 Dec 1;4(4).

7. Shackleton JL, Carr L, Slabbert JC, Becker PJ. Sobrevivência de próteses fixas suportadas por implantes relacionada com o comprimento do cantilever. The Journal of prosthetic dentistry. 1994 Jan 1;71(1):23-6.

8. Rangert BO, Jemt T. Forças e momentos em implantes Brånemark. Jornal Internacional de Implantes Orais e Maxilofaciais. 1989 Sep 1;4(3).

9. D. Mericske-Stern R, Taylor TD, Belser U. Gestão do paciente edêntulo. Investigação clínica sobre implantes orais: Capítulo 7. 2000 Sep;11:108-25.

10. Engelman MJ, Craig JA. Tomada de decisões clínicas e planeamento do tratamento na osteointegração.

11. Peroz I, Leuenberg A, Haustein I, Lange KP. Comparação entre oclusão equilibrada e orientação do canino em utilizadores de próteses completas - um

ensaio clínico aleatório. Quintessence International. 2003 Sep 1;34(8).
12. Curtis DA, Sharma A, Finzen FC, Kao RT. Considerações oclusais para restaurações com implantes em pacientes parcialmente edêntulos. Jornal da Associação Dentária da Califórnia. 2000 Oct 1;28(10):771-8.
13. Morneburg TR, Pröschel PA. Forças in vivo em implantes influenciadas pelo esquema oclusal e consistência dos alimentos. International Journal of Prosthodontics. 2003 Sep 1;16(5).
14. Wennerberg A, Carlsson GE, Jemt T. Influência dos factores oclusais no resultado do tratamento: um estudo de 109 pacientes consecutivos com próteses fixas implanto-suportadas mandibulares que se opõem a próteses completas maxilares. International Journal of Prosthodontics. 2001 Nov 1;14(6).
15. Misch CE. Implantes endósteos para substituição de dentes unitários posteriores: alternativas, indicações, contra-indicações e limitações. Journal of Oral Implantology. 1999 Abr 1;25(2):80-94.
16. Balshi TJ, Hernandez RE, Pryszlak MC, Rangert BO. Um estudo comparativo entre um implante e dois que substituem um único molar. International Journal of Oral & Maxillofacial Implants. 1996 maio 1;11(3).
17. Becker W, Becker BE. Substituição de molares maxilares e mandibulares com restaurações de implantes endósseos unitários: um estudo retrospetivo. The Journal of prosthetic dentistry. 1995 Jul 1;74(1):51-5.
18. Gross MD. Oclusão em implantologia dentária. Uma revisão da literatura sobre determinantes protéticos e conceitos actuais. Jornal dentário australiano. 2008 Jun;53:S60-8.

CONCLUSÃO

A relação entre a maxila e a mandíbula é da maior importância quando se escolhe um conceito de oclusão adequado para uma terapia que envolva implantes dentários. A condição do maxilar oposto influencia o conceito escolhido. Os objectivos da oclusão dos implantes são minimizar a sobrecarga na interface osso-implante e na prótese sobre implantes, manter a carga do implante dentro dos limites fisiológicos da oclusão individualizada e, finalmente, proporcionar estabilidade a longo prazo dos implantes e das próteses sobre implantes. Para atingir estes objectivos, o aumento da área de suporte, a melhoria da direção da força e a redução da ampliação da força são factores indispensáveis na oclusão do implante. Uma má seleção do esquema oclusal pode levar a complicações biológicas e mecânicas. As várias consequências que podem ser encontradas são a falha do implante, a perda óssea precoce da crista, o afrouxamento do parafuso, restaurações não cimentadas, falha do componente, fratura da porcelana, fratura da prótese e doença peri-implantar. Um esquema de IPO aborda várias condições para minimizar a sobrecarga nas interfaces osso/implante e nas próteses sobre implantes, restringindo assim as cargas dos implantes dentro dos limites fisiológicos. As directrizes têm de ser implementadas em condições específicas para diminuir as tensões e desenvolver um esquema oclusal para permitir que a restauração funcione em harmonia com o resto do sistema estomatognático e para maximizar a longevidade dos implantes e da prótese.

MIX
Papier aus verantwortungsvollen Quellen
Paper from responsible sources
FSC® C105338

Printed by Books on Demand GmbH, Norderstedt / Germany